Soixante-dix de vos questions les plus embarrassantes sur le sexe - répondues

Introduction

Quel est le sexe vraiment? Et êtes-vous le seul à ne pas le faire? Est-ce que ça fait mal la première fois? Avez-vous à vous inquiéter si vous ne faites que du sexe oral? Lisez la suite pour de vraies réponses et des conseils sur le branchement, votre première fois, comment savoir que vous êtes prêt, et plus encore.

Première fois le sexe et l'intimité

1 Q.   L'autre jour, mon petit ami et moi étions en train de nous 3 raccrocher et il a mis ses doigts dans mon vagin. J'étais vraiment surpris et ne m'attendais pas à ce qu'il le fasse, mais je l'ai laissé quand même. Pendant qu'il le

faisait, ça a commencé à faire mal, alors je lui ai dit d'arrêter. Est-ce normal?

R.   Ce que vous avez ressenti est tout à fait normal. Les vagins sont sensibles et doivent être traités très doucement. Plus important encore, votre petit ami ne devrait pas être surpris que vous aimez ça. Si vous et votre partenaire voulez devenir plus intimes physiquement, cela doit être une décision mutuelle - pas quelque chose qu'ils décident eux-mêmes. Si ce n'est pas une étape avec laquelle vous êtes à l'aise, faites-le savoir. Dites-leur: "Je vous aime vraiment, mais je ne suis pas prêt pour cela." Ce n'est pas ta responsabilité de lire l'esprit de votre abeille, et ils devraient toujours demander le consentement que vous commencez à devenir plus intime les uns avec les autres.

2 Q.   Est-ce que le sexe est douloureux la première fois?

R.   Cela varie. Pour certaines filles, il n'y a aucune douleur; pour d'autres, le sexe peut être inconfortable. Certaines filles ressentent de l'inconfort lorsque l'hymen s'étire ou se déchire, ce qui peut provoquer un léger saignement. Parfois, une fille peut ne pas être excitée (ou elle se sent nerveuse), donc son vagin n'est pas assez lubrifié pour une expérience confortable. Les préservatifs lubrifiés peuvent aider. Et bien sûr, les couples devraient toujours utiliser un préservatif chaque fois qu'ils ont des rapports sexuels pour se protéger contre une grossesse non planifiée ou des maladies sexuellement transmissibles (MST). Parfois, il sera inconfortable pour les premiers essais, et il commencera à se sentir mieux. En général, cependant, si vous éprouvez beaucoup de douleur pendant les rapports sexuels, parlez-en à votre médecin.

3 Q.	Tout le monde dit que le sexe est amusant et que ça fait du bien. Je suis vierge et curieuse - est-ce vraiment vrai?

R.	Oui, le sexe peut être amusant et se sentir bien, mais ce n'est pas vrai que le sexe «se sent bien» dans toutes les situations. Il est impossible de séparer l'acte sexuel de la personne avec qui vous le faites, ou de la personne que vous êtes. Parce que si vous n'êtes pas vraiment prêt à avoir des rapports sexuels, ou si vous le faites dans la mauvaise relation ou avec la mauvaise personne, vous vous en inquiétez beaucoup trop pour en profiter. Mais

Si vous vous sentez totalement à l'aise et soucieux, et que le sexe est quelque chose pour lequel vous vous sentez vraiment prêt, alors oui! Cela peut être une expérience incroyable.

4 Q.   Comment savez-vous quand vous êtes vraiment prêt à avoir des relations sexuelles?

R.   Le sexe est très intime. Ce n'est pas seulement physique, cela peut aussi être émotionnel. Il est normal que les adolescents aient de forts sentiments sexuels, mais cela ne signifie pas toujours que vous devez agir sur eux. Vous pouvez vous sentir physiquement prêt pour le sexe, mais ne pas être dans la bonne relation pour un certain nombre de raisons. Parce que le sexe peut être si puissant émotionnellement, il est facile de se blesser. Le sexe n'est qu'une partie d'une relation. D'autres choses importantes - comme la confiance, le respect mutuel et la bienveillance - doivent également être en place. Enfin, pour toute sa magie, le sexe peut avoir un inconvénient, comme une grossesse non planifiée ou des maladies sexuellement transmissibles (MST).

5 Q.   Vaut-il mieux raser tous vos poils pubiens ou en garder la plus grande partie et les couper?

R.   La meilleure chose à faire avec votre pubis est ... tout ce que vous voulez! Sérieusement, ils sont à vous, donc la décision finale dépend de vous. Tout comme vous ne portez pas exactement les mêmes vêtements que vos amis, vous n'avez pas à garder vos pubis exactement comme ils les ont. Il n'y a pas de vrai ou de faux ici - tout dépend de la façon dont vous vous sentez à l'aise. Et si vous vous inquiétez de ce que votre partenaire va penser, sachez ceci: être à l'aise avec votre corps va se sentir tellement mieux que ce à quoi ressemblent vos pubis. Alors tailler ou les raser ou les laisser tels quels (parce que les poils du corps sont naturels) - cependant, vous préférez.

6 Q.   Mon petit ami a parlé de relations sexuelles, mais je suis très nerveux. J'ai peur que quelque chose ne va pas.

R.	Le sexe ne devrait pas trop faire de mal la première fois, mais il peut certainement faire beaucoup de mal si vous n'êtes pas vraiment prêt pour cela. Etre nerveux peut vous faire serrer les muscles, et si vous et votre partenaire n'avez pas eu de rapports sexuels en vous établissant et en vous touchant les uns les autres, votre corps ne sera pas excité - et cela peut rendre les choses plutôt inconfortables. . Mais voici la chose: si vous avez vraiment peur de le faire, comme vous dites que vous êtes, alors il ne semble pas que vous êtes vraiment prêt. Avoir des relations sexuelles est une grande responsabilité parce que oui, il y a toujours une chance que quelque chose puisse aller de travers. Même si vous utilisez une protection, le préservatif pourrait se casser, et aucun contrôle des naissances n'est infaillible à 100%. Il y a aussi le risque de MST. Vous avez parfaitement le droit de vous sentir flippé à ce sujet et de ne pas vouloir le risquer! Mais quand vous êtes vraiment prêt pour ça, vous vous sentirez excité et en sécurité ... comme la sensation que vous ressentez devant des montagnes russes - bien effrayé, pas mal effrayé.

7 Q.   Mon copain et moi sortons depuis presque neuf mois maintenant et nous ne sommes arrivés qu'au troisième but. Est-ce normal? Devrais-je le laisser faire plus?

R.   Décider de faire n'importe quelle sorte d'acte sexuel devrait être une décision mutuelle - pas quelque chose que vous faites juste parce que votre petit ami le veut - alors il n'y a rien de mal à prendre les choses aussi lentement que nécessaire. (Cela peut signifier sortir avec quelqu'un pendant des mois, voire des années, sans avoir jamais eu de relations sexuelles!) Si vous aimez vous brancher et faire autre chose que du sexe, continuez à le faire. C'est totalement normal. Beaucoup de gens aiment travailler le sexe en faisant d'abord l'expérience des autres bases. Et si vous voulez à tout moment avoir des relations sexuelles, assurez-vous simplement que vous le faites parce que vous le voulez vraiment, pas parce que vous vous sentez comme vous devriez. Il n'y a pas de temps magique pour être dans une relation où tout d'un coup, vous devez avoir des relations sexuelles avec un partenaire. Prenez votre temps et attendez que vous soyez vraiment à l'aise.

8 Q.   Mon copain fait pression sur moi pour que je fasse l'amour. Comment puis-je savoir s'il ne fait que m'utiliser?

R.   Parfois, dans les relations, une personne est prête à avoir des rapports sexuels, mais l'autre ne l'est pas. Cela peut être stressant - vous ne voulez pas compromettre ce pour quoi vous n'êtes pas prêt ou ce que vous croyez. Vous devez faire ce qui est bon pour vous. Quiconque essaie de vous forcer à avoir des relations sexuelles ne pense pas vraiment à ce qui compte le plus pour vous. Les gens qui font pression sur les autres pour avoir des rapports sexuels ne cherchent qu'à satisfaire leurs propres sentiments et les exhortent à avoir des relations sexuelles. Si vous ressentez de la pression pour avoir des rapports sexuels parce que vous avez peur de perdre votre petit ami, cela peut être un signe que vous n'êtes pas dans la bonne relation. Le sexe n'est pas quelque chose que vous devriez ressentir. Les relations sont censées être amusantes pour les deux personnes. Ils devraient vous faire sentir apprécié, respecté et soutenu, sans pression ou inconfortable. Si votre petit ami se soucie vraiment de vous, il ne vous forcera pas à faire quelque chose pour lequel vous ne croyez pas ou pour lequel vous n'êtes pas prêt. Alors parle avec ton petit ami de ce que tu ressens. S'il est le bon gars pour vous, il comprendra.

9 Q.   J'entends toujours mes amis parler de relations sexuelles avec leur petit ami, mais je veux coucher avec ma copine. Si je fais l'amour avec une fille, qu'est-ce qui compte techniquement comme sexe?

R.   Le sexe est une question de confiance, de respect et d'intimité. Il y a donc plusieurs façons de faire l'amour. Le sexe oral ou le sexe avec un jouet est quelque chose que deux partenaires peuvent partager, ainsi que des techniques de l'extérieur comme le doigté et la masturbation mutuelle. Le sexe avec un partenaire de même sexe compte très certainement comme sexe.

10 Q.   Si je fais l'amour avec une fille, est-ce que techniquement je perds ma virginité?

R.   La virginité est un sujet délicat en raison de la façon dont il est géré différemment lorsqu'il s'agit de garçons et de filles. Les gars sont encouragés à obtenir leur virginité avec qui ils ne seront pas bons quand ils commencent à avoir des rapports sexuels et c'est OK parce que c'est un processus, etc. Pendant ce temps, on dit aux filles que la virginité est un cadeau que vous devez retenir. C'est une sorte de marchandise et que vous «perdez» quelque chose une fois que vous avez des relations sexuelles pour la première fois. La virginité est à vous et à vous seule, et vous choisissez ce qu'il faut en faire. Certaines personnes peuvent ne jamais coucher avec des garçons (elles peuvent dormir avec des filles ou des personnes transgenres), et de toute évidence, elles ne sont toujours pas vierges à ce moment-là. Le sexe est une intimité intense avec un autre être humain, de sorte que vous pouvez "perdre votre virginité" de plusieurs façons

11 Q.   Qu'est-ce qu'un orgasme, exactement, et comment savoir si j'en ai eu un?

R.   Un orgasme est un sentiment physique intense et agréable qui peut se produire pendant le sexe ou la masturbation. Comme beaucoup de sentiments, les orgasmes sont difficiles à décrire. Les orgasmes varient d'une personne à l'autre et peuvent être différents pour la même personne à différents moments. Certains sont plus subtils, tandis que d'autres sont très puissants. Le cœur d'une personne bat plus vite, la respiration devient plus rapide, et les muscles du bassin se contractent, puis se détendent soudainement avec une vague de sentiment qui peut être agréable et, pour beaucoup, émotionnel.

12 Q.   Je suis prêt à avoir des relations sexuelles mais je ne sais pas si mon S.O. est. Comment puis-je l'élever? Qu'est-ce que je devrais dire?

R.   C'est génial que vous y pensiez à l'avance. Quand il s'agit de sexe, il y a beaucoup de questions à considérer, comme comment le sexe pourrait affecter votre relation, ce qui se passe si vous tombez enceinte, et comment vous pouvez prévenir les maladies sexuellement transmissibles (MST). Parfois, les gens évitent de parler de ces questions importantes parce qu'ils sont embarrassés, ils ne savent pas comment, ou ils pensent que cela rendra l'ambiance moins romantique. Mais vous devez parler de ces choses à l'avance. Si vous allez avoir des rapports sexuels, vous devez vous protéger contre la grossesse et les MST. À tout le moins, si vous avez des rapports sexuels avec un garçon, cela signifie utiliser un préservatif. Ton petit ami a besoin de comprendre que c'est important pour toi. Exactement ce que les mots que vous utilisez pour lui dire dépend de vous. Mais vous pourriez vous entraîner à dire les mots à vous-même ou à un ami afin que vous vous sentiez plus à l'aise d'avoir la conversation le moment venu.

13 Q.   Quel est le problème avec la masturbation? Je me sens tellement coupable de le faire ou d'en parler à mes amis. Est-ce sale ou mauvais pour vous?

R.   Beaucoup de gens ont entendu toutes sortes de mythes et de désinformation sur la masturbation. Certains s'inquiètent que la masturbation puisse causer des problèmes de santé ou émotionnels - mais ce n'est pas vrai. C'est normal que les adolescents se masturbent. Si quelqu'un se masturbe tellement qu'il interfère avec sa vie quotidienne, cela pourrait être un problème, cependant. La masturbation est souvent considérée comme un sujet privé et certaines personnes peuvent se sentir gênées de penser ou de poser des questions à ce sujet. Et quand vous êtes trop gêné pour parler de quelque chose, vous pourriez entendre et croire des choses qui ne sont pas exactes. Si vous avez des inquiétudes ou des questions au sujet de la masturbation, discutez avec votre médecin, votre infirmière ou un autre conseiller en santé - ils auront déjà entendu des questions comme celle-ci.

14 Q.   Si mon S.O. et je viens de faire l'amour, je ne peux pas tomber enceinte, n'est-ce pas?

R   . Vous ne pouvez pas tomber enceinte du sexe oral ou anal seul. Pour que les femmes tombent enceintes, il faut que les spermatozoïdes pénètrent dans le vagin - et éventuellement dans le col de l'utérus - et cela ne peut pas se produire physiquement avec des rapports sexuels oraux ou anaux. Cependant, si un couple a des relations sexuelles anales et qu'une partie du sperme finit près de l'ouverture du vagin, il y a des chances pour qu'elle tombe enceinte. Bien que vous ne puissiez pas tomber enceinte du sexe oral et anal, vous pouvez toujours obtenir des MST comme l'herpès et le VIH (le virus qui cause le SIDA). Donc, si vous avez des rapports sexuels oraux ou anaux, utilisez toujours un préservatif.

15 Q. Je veux commencer à utiliser le contrôle des naissances, mais je ne veux pas dire à mes parents que je fais l'amour. Où / comment puis-je l'obtenir sans qu'ils s'en aperçoivent?

R.   Il peut être difficile de parler aux parents de relations sexuelles. Mais étonnamment, de nombreux parents sont réceptifs à discuter de sexe et de contrôle des naissances. Pourtant, si vous ne pouvez pas parler à vos parents, vous pouvez faire beaucoup de choses. Si vous souhaitez connaître vos options de contraception et obtenir des soins de santé sexuelle, votre première étape devrait consister à fixer un rendez-vous avec votre professionnel de la santé (pédiatre, gynécologue, médecin adolescent ou autre professionnel de la santé). Ou prenez rendez-vous à votre centre de planning familial local, à votre clinique gratuite ou à votre centre de santé pour étudiants si vous êtes au collège. En outre, consultez cette liste d'où vous pouvez obtenir des préservatifs gratuits. N'ayez pas peur de parler de contrôle des naissances avec votre médecin. Grâce à la confidentialité médecin-patient, votre médecin ne peut pas divulguer la pilule à vos parents sans votre permission. La pilule est couverte par la plupart des régimes d'assurance maladie, mais ce n'est peut-être pas une option facile si vous êtes sur le plan de vos parents. La pilule peut coûter entre 20 $ et 50 $ par mois, selon le type, et cela peut être quelque chose que vous pouvez vous permettre sans avoir à passer par l'assurance. Rappelez-vous juste que si vous allez sur la pilule, ce n'est pas un laissez-passer gratuit pour les rapports sexuels non protégés. Vous devriez toujours vous assurer que votre partenaire porte toujours un préservatif.

16 Q.   Ma vie sexuelle est-elle normale?

R.   La plupart des gens (en particulier les femmes) croient que ce qu'ils veulent dans la chambre à coucher est un peu bizarre - probablement parce que beaucoup d'entre nous ont appris que le sexe est sale et que nos besoins physiques ne devraient pas être discutés. Mais en tant qu'adultes, nous avons besoin de l'assurance que tout va bien.

La réponse est "oui, bien sûr, vous êtes normal!" Tant que vous êtes en sécurité et que vous ne faites de mal à personne, il n'y a aucune raison d'être concerné, gêné ou honteux de vos désirs, ou de vos organes génitaux. Mieux encore, desserrer un peu vos inhibitions est la première étape pour obtenir la vie sexuelle de vos rêves.

17 Q.   A quelle fréquence la plupart des gens l'obtiennent-ils?

R.   Tout le monde pense qu'il y a quelqu'un d'autre qui a plus de sexe que vous. Se détendre. La recherche a montré que la plupart des couples américains mariés depuis longtemps ont des rapports sexuels une ou deux fois par semaine, à condition que la maladie, la grossesse, les voyages, le stress financier ou tout autre problème majeur ne les gênent pas. Pour les nouveaux couples, cela arrive beaucoup plus souvent, mais la fréquence diminuera graduellement avec le temps.

Q. 18.   Comment dire à mon partenaire ce dont j'ai besoin au lit?

R.   Il n'est pas un lecteur d'esprit, alors vous devez parler et être clair sur ce que vous voulez. Encadrer votre demande comme un compliment fonctionne vraiment. Voulez-vous qu'il vous plaise plus? Dites-lui à quel point vous étiez dans vos derniers rapports sexuels parce qu'il a vraiment pris son temps. Avant que tu le saches, il t'offrira plus de préliminaires que tu ne pourras supporter!

Des instructions douces peuvent aussi faire la différence. N'ayez pas peur de dire des choses comme: "Pouvons-nous ralentir une minute", "pouvez-vous refaire cette chose avec votre langue", ou "cela vous fait du bien, vous savez ce qui le ferait se sentir mieux (alors changez de position). "

Parfois, vous n'avez pas à parler du tout - il suffit de le guider en soulevant doucement vos hanches ou en déplaçant votre corps d'une manière qui fonctionne pour vous. Gémissant ou roucoulant lui fait aussi savoir qu'il fait quelque chose que vous aimez. Rappelez-vous que le but de votre partenaire est de vous rendre heureux, donc toute direction (nos corps sont souvent un mystère pour eux) ou les points de repère sont toujours appréciés.

Q 19.   Je ne suis pas allumé! Pourquoi?

R.   Le manque de libido est un problème fréquent, car les femmes vieillissent et subissent les changements hormonaux de la ménopause, mais cela peut arriver à tout âge. Les niveaux d'hormones fluctuants peuvent contribuer (la péri ménopause peut commencer dès l'âge de 35 ans), mais le stress peut aussi survenir à la maison ou au travail. Les médicaments (certains antidépresseurs et les pilules contraceptives ont été associés à une baisse de la libido), une mauvaise condition physique et le manque de sommeil peuvent aussi être des facteurs.

Si vous avez perdu tout intérêt pour le sexe, vérifiez d'abord que ce n'est pas physique. Dormez-vous suffisamment, faites-vous de l'exercice ou mangez sainement? Une fois que vous les excluez, consultez votre médecin. Ils seront en mesure de détecter les changements de niveaux d'hormones ou de déterminer si c'est un effet secondaire d'un nouveau médicament.

Vous pouvez également essayer de gérer vos déclencheurs de stress. Si votre liste de tâches quotidiennes est écrasante, ne soyez pas un héros; obtenir de l'aide. Achetez, ne faites pas cuire, des biscuits pour la vente d'école. Dites à votre patron que vous avez besoin de plus d'aide sur un projet. Si l'argent vous met mal à l'aise, planifiez une discussion sur le budget familial ou une séance avec un conseiller financier. Aussi, n'hésitez pas à confier à un thérapeute ou à votre membre du clergé si cela devient trop difficile à gérer seul. Et enfin, prenez le temps de prendre un bain chaud, une journée au spa, de passer du temps avec des amis ou de sortir avec votre mari.

Peu de façons de renforcer votre mariage

Q 20.   L'un d'entre nous a triché. Comment pouvons-nous le dépasser?

R.   Il est possible de réparer votre relation après une affaire. Premièrement, le partenaire qui a triché doit couper toute communication avec l'ex-amant, et indiquer clairement qu'il ou elle se réengage dans le mariage. Et le conjoint infidèle devrait être complètement honnête au sujet de son indiscrétion, mais s'abstenir de partager trop de détails sanglants. Prochain: Thérapie - un conseiller de couple peut vous aider à trouver ce qui a conduit à l'infidélité et à trouver comment reconstruire la relation.

Mais plus important encore, laissez la partie blessée évacuer, déclamer ou pleurer pendant 10 minutes par jour, pendant que le conjoint infidèle écoute et accepte le mal qu'il a causé. Limiter ces sessions de ventilation à une limite de temps plus courte peut réduire les combats constants et permettre à un couple de se concentrer sur la reconstruction. Sérieusement, j'ai vu cette technique fonctionner sur une période de six mois ou moins. Plus le conjoint blessé exprime sa blessure, plus il se sent valorisé et entendu, et plus le fardeau émotionnel devient léger, plus il devient possible de bouger.

Q. 21.   Quelle est la meilleure façon de partager mes fantasmes?

R.   Cela peut être intimidant, surtout si vous ne l'avez jamais fait auparavant. Simplifiez le processus en créant un "fichier fantaisie" et en le gardant dans votre chambre. Vous et votre partenaire pouvez chacun écrire vos désirs les plus profonds sur des feuilles de papier séparées, et les coller dans un dossier, un cahier ou une boîte. Et chaque fois que les choses s'ennuient dans la chambre, sortez-les et agissez-les.

Beaucoup de couples avec qui j'ai travaillé ont utilisé cette stratégie avec succès, y compris une femme qui s'est déguisée en Prince Leia (des petits pains et tout!) Pour son mari. Un homme a même eu le courage de revêtir une cape Zorro pour réaliser le fantasme de bandit masqué de sa femme! Certains d'entre eux peuvent sembler stupides, mais la clé est de s'entendre mutuellement pour s'amuser et s'engager à explorer de nouvelles choses. Vous serez surpris de voir à quel point votre vie sexuelle peut en bénéficier.

Q 22.   Comment pouvons-nous gagner du temps?

R.   Les couples occupés manquent souvent de sexe parce qu'ils sont surbookés, surchargés, surmenés ou tout ce qui précède. Mais il est essentiel que vous consacriez du temps à votre mariage (et par extension, à votre vie sexuelle), peu importe à quel point vous êtes surchargé. Votre mariage est la pierre angulaire de votre famille et mérite votre attention.

N'attendez pas le temps libre pour apparaître miraculeusement; créez-le. Si nécessaire, dérobez-le à une autre activité, sans excuses. Écrivez votre date de nuit hebdomadaire dans la pierre, et ne la cassez que pour les urgences. Et commencez à dire «non» aux demandes de votre temps, du bénévolat aux réunions de famille. Vous pouvez également laisser le ménage ou la lessive pour un jour de pluie - mieux vaut avoir un tas de chaussettes sales qu'un mariage rocailleux. Si vous ne faites pas du temps ensemble votre priorité, cela n'arrivera tout simplement pas.

Façons sexy de brûler des calories

Q 23.   Nous sommes coincés dans une ornière. Comment pimenter les choses?

R.   Les couples à long terme trouvent souvent que les choses peuvent devenir un peu ennuyeuses après un certain temps. Pour garder les choses excitantes et fraîches, faites de petites modifications dans votre routine, y compris l'initiation du sexe à un moment inhabituel pour vous, disons, quand il marche à la porte du travail (peut-être grand-mère ou un ami peut prendre les enfants). Vous pouvez également essayer d'introduire un nouveau mouvement dans la chambre à coucher ou simplement donner à votre conjoint un long baiser passionné quand il s'y attend le moins. Une autre surprise: dire à votre partenaire combien vous l'appréciez et votre vie ensemble cinq fois par jour.

Ramenez le flirt dans l'équation en envoyant des courriels ou des textes provocateurs tout au long de la journée pour vous faire passer. Imaginez que vous êtes amoureux d'avoir un rendez-vous secret et réservez une nuit dans un hôtel local. Si c'est au-delà de votre budget, transformez votre chambre en une suite agréable, avec des oreillers à la menthe et un film d'ambiance. Essayez d'avoir des relations sexuelles quelque part nouvelles et osées, comme une salle de bain dans un restaurant ou un comptoir de cuisine. C'est bon si vous vous sentez un peu gêné au début. Vous constaterez que plus vous ajouterez d'enjouement à la situation, plus cela vous semblera naturel et mieux votre vie sexuelle sera.

Malgré ma recommandation, une femme que j'ai conseillée hésitait beaucoup à «se rendre la nuit» en permettant à son mari de choisir le restaurant, son repas et même sa tenue. La femme était très contrôlant et elle n'avait pas été capable de se détendre suffisamment pour expérimenter un orgasme. Je pensais que la forcer à abandonner les rênes l'aiderait à la relâcher. Et ça a marché. Elle a résisté au début, mais elle a dit qu'elle était réellement surprise de l'excellent travail de son mari quand elle lui a donné l'occasion de se relever. Elle se sentait sexy et dans le moment, et a eu des relations sexuelles avec son mari pour la première fois depuis de nombreux mois.

Décharge aqueuse

24 Q. J'ai une décharge aqueuse, qui sent très désagréable et qui est très poisseuse. J'ai peur d'aller chez mon médecin parce qu'il connaît ma mère. Qu'est ce que ça pourrait être? Pourrait-il s'en aller tout seul?

R.   "Je ne pense pas que ce soit quelque chose de particulièrement grave, mais il est très important que vous ayez vérifié cela. La cause la plus probable de ce genre de problème est une infection extrêmement commune appelée vaginose bactérienne (VB).

«Il n'est pas transmis sexuellement, il est facile de diagnostiquer et de guérir: rendez-vous à votre clinique locale de santé sexuelle ou GUM, qui peut vous dire exactement lors de votre première visite ce qui se passe et vous donner un traitement. Ils sont gratuits et complètement confidentiels.

"Bien que votre médecin généraliste connaisse votre mère, il ou elle a le devoir de respecter votre droit à la confidentialité si jamais vous vous adressez à eux pour obtenir des conseils ou un traitement."

Spots sur mon pénis

26 Q.   J'ai de petites taches sur les testicules et d'autres sur le pénis. Devrais-je m'inquiéter?

R.   «Je ne m'inquiéterais pas si j'étais vous, il y a beaucoup de follicules pileux normaux et de glandes sur les testicules et le pénis, que tous les hommes ont, et qui ne causent aucun problème, mais je ne peux pas en être complètement certain. Parce qu'il y a un certain nombre de problèmes de peau qui commencent comme de petites taches et ont besoin d'un traitement.

"Je pense en particulier aux verrues génitales, qui commencent par des masses rosâtres sur les parties génitales, et grossissent en taille et en nombre. Pour être sûr, je vous suggère de prendre rendez-vous à votre clinique locale de santé sexuelle ou GUM, où le le personnel peut vous dire là et puis s'il y a quelque chose à craindre. "

Le VIH peut-il passer à travers les préservatifs?

27 Q.   J'ai récemment fait l'amour pour la première fois avec mon copain. Nous avons utilisé un préservatif, mais je ne suis pas sûr si c'était une protection suffisante contre le VIH. Un de mes amis dit que le VIH peut traverser les minuscules trous du caoutchouc. Est-ce qu'elle a raison?

R.   «Comme cela arrive souvent avec des amis, elle a tort: si elle est utilisée correctement, les préservatifs offrent une très bonne protection contre le VIH et de nombreuses autres infections sexuellement transmissibles (IST), mais sont également utiles pour prévenir les grossesses non désirées. Forme de contraception ainsi que des préservatifs pour s'assurer qu'ils sont protégés contre les IST et les grossesses non désirées. Les préservatifs n'ont pas de minuscules trous. "

J'ai besoin de contraception d'urgence

28 Q.   Où puis-je prendre la pilule du lendemain? J'ai couché avec mon copain hier soir et nous n'avons pas utilisé de préservatif. Puis-je prendre la pilule aujourd'hui, parce que je ne veux pas la laisser trop tard?

R.   "Oui, vous devriez pouvoir l'obtenir aujourd'hui sans aucun problème. Vous pouvez obtenir la pilule hormonale d'urgence sans chirurgie GP, les cliniques de contraception communautaires, certaines cliniques de santé sexuelle, centres sans rendez-vous NHS, certains accident et d'urgence (A & E) Vous pouvez acheter la pilule d'urgence auprès des pharmacies si vous avez plus de 16 ans.

«Il existe deux types de pilules contraceptives d'urgence (connues sous le nom de pilule du lendemain): Levonelle travaille jusqu'à 72 heures après avoir eu des relations sexuelles non protégées, et ellaOne travaille jusqu'à 120 heures, mais plus tôt vous l'utilisez, Vous pouvez également consulter votre médecin et vous faire poser un DIU ou une spirale pour vous protéger contre la grossesse, ce qui peut être fait jusqu'à cinq jours après un rapport sexuel non protégé.

Douleur après le sexe anal

29 Q.	J'ai eu récemment des rapports sexuels anaux avec mon petit ami pour la première fois. Depuis lors, j'ai une douleur terrible à la fin de mon pénis en urinant. Nous n'avons pas utilisé de préservatif. Pensez-vous que je me suis blessé ou attrapé une infection?

R.	«Il est peu probable que vous vous soyez blessé, mais il est plus probable que vous ayez attrapé une infection, je vous suggère fortement de vous rendre à votre clinique de santé sexuelle locale (GUM) pour un examen de santé sexuelle. Infection, il est presque certainement facile à guérir.

«Avoir des rapports sexuels non protégés avec votre petit ami vous expose à des infections difficiles à traiter, comme le VIH et l'hépatite B. Lorsque vous allez à la clinique, assurez-vous de recevoir un vaccin contre l'hépatite B. Prenez votre petit ami avec vous. "

«Le conseiller en santé de la clinique peut vous parler à tous les deux de sexualité sans risques et de la façon d'éviter le VIH et d'autres infections.

Vous pouvez trouver une adresse de clinique dans l'annuaire sous "santé sexuelle".

30 Q.   Mon pénis me démange chaque fois que je vais aux toilettes pour faire pipi. Ça fait longtemps comme ça, mais ça a empiré récemment. J'ai entendu dire que le

yaourt peut traiter ce genre de choses. J'ai mangé un gros pot ce matin, mais ça démange toujours.

A.　　"Avez-vous une éruption sur la tête de votre pénis, ou est-ce que c'est douloureux quand vous pissez? Si vous avez une éruption cutanée, vous pourriez avoir le muguet C'est une infection commune, qui est causée par un champignon et n'est pas La crème de clotrimazole de votre pharmacie devrait régler le problème Si cela ne fonctionne pas, rendez-vous à votre clinique de santé sexuelle locale pour un examen.

"Si vous avez mal quand vous pissez, vous pouvez très bien avoir une IST dans le tube de votre pénis. Vérifiez-le et faites-le soigner à votre clinique locale de santé sexuelle (GUM), ou consultez votre médecin généraliste.

"Il n'y a aucune preuve que le yaourt puisse dissiper une infection, certaines femmes trouvent que cela aide les symptômes du muguet, mais seulement si elles sont appliquées sur la zone touchée, pas si vous en mangez."

Renseignez-vous sur le muguet chez les femmes et le muguet chez les hommes.

Décharge vaginale

31 Q.   Depuis la semaine dernière, j'ai remarqué une substance légère venant de mon vagin. Ça ne sent pas mauvais, mais ça n'arrive pas normalement. Pouvez-vous suggérer une crème pour s'en débarrasser?

R.   «Il est normal que les femmes aient du liquide provenant du vagin (pertes vaginales), et il est fort probable que cette« substance »soit votre liquide vaginal normal, mais si c'est un nouveau problème, vous pouvez avoir une infection vaginale.

"Les infections les plus courantes qui causent ce problème ne sont pas sexuellement transmissibles, mais je suggère que vous vous rendiez à votre clinique de santé sexuelle locale pour un check-up. La clinique est gratuite, confidentielle et vous pouvez vous référer vous-même. Pour savoir si vous avez une infection ou si vous pouvez voir votre médecin. "

Est-ce que je pourrais avoir une ITS il y a des années?

22 Q. J'ai eu des relations sexuelles non protégées lorsque j'avais une vingtaine d'années. Pourrais-je être porteur d'une infection et ne pas le savoir?

R.   «Il est possible que des infections telles que le VIH prennent des années avant que les symptômes ne se manifestent ... Environ une personne séropositive sur six aux Etats-Unis n'a pas été diagnostiquée, la chlamydia ne présente souvent aucun symptôme mais peut affecter votre fertilité si elle n'est pas traitée. Si vous avez le moindre doute, prenez rendez-vous avec votre clinique GUM locale. "

Pourrais-je être infertile d'une infection antérieure?

25 Q.   J'ai été infecté quand j'étais plus jeune et j'ai été soigné. Maintenant, je pense à fonder une famille. Quelles infections pourraient m'empêcher d'avoir un bébé?

R.   «Chlamydia et la gonorrhée peuvent tous deux conduire à l'infertilité si elle n'est pas traitée, bien que la plupart des personnes qui ont eu ces infections n'ont pas de problèmes permanents.

«La chlamydiose est facile à traiter une fois détectée, mais de nombreuses personnes atteintes de chlamydiose ne présentent aucun symptôme et ne sont pas conscientes de leur infection. Si vous pensez que vous pourriez être à risque, faites un bilan de santé et un test. Indolore et facile à faire, avec la plupart des gens ayant juste un test d'urine ou un prélèvement auto-prélevé. "

Renseignez-vous sur les symptômes de la chlamydia.

Ai-je besoin de parler à mon partenaire de mon histoire d'IST?

26 Q.   J'ai reçu un traitement pour une infection il y a quelques années et il n'est pas revenu. Dois-je en parler à ma nouvelle petite amie?

R.   «Cela dépend de ce que vous avez eu: Certains peuvent être complètement guéris avec des antibiotiques, mais d'autres peuvent récidiver ou ne causer aucun symptôme.

«En général, il est bon d'être ouvert avec un nouveau partenaire pour parler de votre histoire sexuelle et de toujours pratiquer des rapports sexuels protégés en utilisant un préservatif. Si vous n'êtes pas sûr, demandez à votre clinique locale de chirurgie gynécologique ou de santé sexuelle.

Trouvez votre clinique la plus proche, ou vous pouvez consulter l'adresse d'une clinique dans l'annuaire téléphonique sous la rubrique «santé sexuelle».

Pouvez-vous porter une ITS sans l'obtenir?

27 Q.   J'ai entendu dire que les gens peuvent transmettre des maladies sans être infectés eux-mêmes. Y a-t-il des infections qui ne sont attrapées que par des hommes ou seulement par des femmes?

R.   «Non, il n'est pas possible de porter une maladie sans être soi-même infecté, mais il est courant d'avoir une ITS sans aucun symptôme, mais de la transmettre à quelqu'un quand on a des relations sexuelles avec elle. capturés par des hommes ou seulement attrapés par des femmes Si vous pensez que vous êtes à risque d'une IST, la seule façon de le savoir est de passer un examen de MST.

Si mon partenaire a une IST, ai-je besoin d'un traitement?

36 Q.   Ma petite amie a la chlamydia et dit que je dois suivre un traitement. Mais je n'ai aucun symptôme, alors à quoi ça sert?

R.   «Votre petite amie a raison, il est très important que vous alliez vous faire soigner même si vous n'avez aucun symptôme, car la plupart des personnes atteintes de la chlamydia ne présentent aucun symptôme.

"Si vous n'obtenez pas de traitement, vous transmettrez cette infection à votre petite amie. La chlamydia peut être un problème très grave, en particulier pour les femmes, qui peuvent devenir infertiles si elle n'est pas traitée."

Devrais-je être examiné pour les ITS?

37 Q.   Pensez-vous que je devrais faire un contrôle régulier dans une clinique? Ma dernière visite remonte à deux ans, mais j'ai eu six ou sept associés depuis.

R.   «Oui, un examen médical serait une bonne idée, car beaucoup d'ITS ne causent aucun symptôme, et il est très simple de faire un bilan de santé. Si vous avez déménagé depuis votre dernière visite à la clinique, vous pouvez trouver la clinique la plus proche ici."

Combien de temps dur le traitement?

38 Q.   Combien de temps dure habituellement un traitement pour une IST?

R.   «Il n'y a pas de moyenne, car toutes les IST sont différentes, beaucoup d'IST sont traitées avec des doses uniques, mais certains traitements durent une semaine ou peuvent être plus longs.

Que se passe-t-il lorsqu'ils testent des infections?

39 Q.   J'ai une éruption cutanée et j'ai peur, mais j'ai aussi peur de ce qui se passera si je vais à la clinique. Est-ce que ça va faire mal?

R.   «Non, cela ne fera pas de mal, habituellement un médecin ou une infirmière vous posera des questions sur vos antécédents sexuels et vous conseillera sur les tests dont vous aurez besoin.» De nos jours, beaucoup de personnes subissent un examen interne. Des écouvillons, bien que l'on puisse demander aux femmes de prendre un écouvillon vaginal.

«Habituellement, vous n'avez besoin que d'un test sanguin pour le VIH et la syphilis, et d'un test d'urine ou d'un prélèvement auto-prélevé pour la chlamydia et la gonorrhée. Certaines femmes doivent subir un examen vaginal interne avec des prélèvements. Un petit tampon prélevé à l'extrémité du pénis.

«Le personnel vous expliquera la procédure, vous avez le contrôle, alors dites-leur si vous n'êtes pas satisfait des tests qu'ils suggèrent.

Renseignez-vous sur la visite d'une clinique d'IST.

Puis-je voir une femme médecin?

40 Q.   Je ne veux pas discuter de mes affaires avec un homme parce que c'est embarrassant. Puis-je demander à voir une femme médecin?

R.   "Oui, absolument, personne ne peut vous faire voir un homme ou une femme médecin ou infirmière si vous ne vous sentez pas à l'aise, mais il se peut que vous deviez attendre encore un peu jusqu'à ce que quelqu'un soit disponible."

Puis-je avoir le VIH sans avoir de relations sexuelles?

41 Q.   J'ai entendu dire que le VIH est un risque lorsque nous partons à l'étranger. Y a-t-il un risque de contracter le VIH si vous ne dormez pas avec quelqu'un en vacances, mais faites d'autres choses sexuelles à la place?

R.	«À condition que vous n'ayez pas de relations sexuelles vaginales ou anales non protégées (sans préservatif), il est très peu probable que vous soyez exposé au risque de contracter le VIH.

«Si vous donnez à un homme des rapports sexuels oraux, il y a un petit risque de contracter le VIH, surtout s'il vient dans votre bouche.» Certaines personnes utilisent des préservatifs (vous pouvez obtenir des préservatifs aromatisés) pour des rapports sexuels oraux. "

Puis-je attraper une ITS après avoir pris un bain?

42 Q.	Je partage une salle de bain avec des élèves et j'ai entendu dire que vous deviez désinfecter la baignoire avant de vous baigner, car on ne sait jamais si les personnes qui utilisent la même baignoire ont des ITS. Dans quelle mesure suis-je susceptible d'attraper une ITS de quelqu'un

en partageant une baignoire? Qu'en est-il de se baigner avec quelqu'un qui a une ITS? Devrais-je être testé?

R.   "Je pense que c'est une bonne idée de rincer la baignoire avec de l'eau après que quelqu'un l'a utilisé - après tout, vous ne voulez pas prendre un bain dans la saleté de quelqu'un d'autre! Mais vous n'avez pas besoin de désinfecter le bain, ce n'est pas un moyen de transmettre les ITS.

Questions de santé sexuelle, à qui parler?

43 Q.   J'ai plus de questions sur la santé sexuelle. À qui puis-je parler?

R.   Vous pouvez trouver une adresse de clinique dans l'annuaire téléphonique sous la rubrique «santé sexuelle».

Avoir des relations sexuelles pendant la période

44 Q. Est-il sécuritaire d'avoir des rapports sexuels pendant ma période?

R.   Il n'y a pas de risque unique d'avoir des rapports sexuels pendant votre semaine rouge, sauf que les chances de grossesse sont plus compliquées. Si vous avez un cycle de 28 jours, vous ovulez 14 jours avant le début de votre prochain cycle, de sorte que vous seriez relativement «à l'abri» de la grossesse. Mais si vous avez un cycle de 22 jours et que vous ovulez donc le huitième jour, avoir des rapports sexuels immédiatement après votre période serait nettement plus «risqué». "Aucun moment n'est parfaitement sûr, mais beaucoup de femmes qui comprennent leur schéma ovulatoire peuvent dire quand elles ont plus ou moins de risque de tomber enceintes". Bien sûr, si vous utilisez des préservatifs ou une autre forme de contrôle des naissances, vous devriez aller bien, et puisque certaines femmes rapportent une sensation et un plaisir accrus pendant cette période du mois, vous pouvez vouloir le considérer.

Inquiétudes sur les démangeaisons

45 Q.   Quand devrais-je m'inquiéter de démangeaisons là-bas?

R.   Puisque les démangeaisons peuvent se produire à cause d'infections sexuellement transmissibles, d'infections aux levures, de pantalons trop serrés ou de rester trop longtemps dans des vêtements de sport humides, il peut être difficile de savoir quand s'inquiéter. Si vous n'êtes pas sûr de la source et que les démangeaisons persistent après la douche, nous vous recommandons de prendre rendez-vous avec votre médecin généraliste.

Différence entre le syndrome prémenstruel normal et besoin-Meds PMS

46 Q.   Quelle est la différence entre le syndrome prémenstruel normal et le syndrome prémenstruel déséquilibré?

R.   L'humeur est une partie commune du syndrome prémenstruel. Ce qui est rare, cependant, c'est l'anxiété qui rend difficile le fonctionnement dans votre vie quotidienne ou la dépression qui vous rend très irritable, de sorte que vous exploser sur les autres ou se sentir désespéré et pleurer. Ces symptômes peuvent indiquer un trouble dysphorique prémenstruel (TDP). Si votre SPM interfère avec votre vie, parlez-en à votre médecin, car le trouble dysphorique prémenstruel peut être traité avec des changements de style de vie, une thérapie et des médicaments.

Décharge vaginale

47 Q.   Combien de décharges quotidiennes sont normales?

R.   Oubliez "normal", La quantité de pertes vaginales varie d'une femme à l'autre, et la couleur et la consistance changent à mesure que vous progressez tout au long de votre cycle. "Ce qui est plus important est de savoir ce qui est normal pour vous. Dans votre congé, prenez rendez-vous avec votre médecin pour identifier ce qui se passe, comme une infection vaginale.

Sexe après l'épilation

48 Q.   Dois-je vraiment attendre d'avoir des relations sexuelles après l'épilation?

R.   Vous avez peut-être entendu dire que vous devez nicher nookie pendant 24 heures après votre brésilien parce que les micro-larmes créées pendant la procédure vous rendent plus vulnérable à l'infection. Cependant, le risque est minime. "Vous pouvez faire l'amour n'importe quand après l'épilation." Alors allez-y si vous n'êtes pas trop sensible et ne peut pas attendre.

Faible libido

49 Q.   Je ne suis jamais dans l'humeur. Qu'est-ce qui pourrait causer ma faible libido?

R.   «Il y a tellement de raisons possibles - psychologique, relationnelle et physique - que vous ne voulez pas qu'il soit difficile de savoir par où commencer». Parfois, c'est juste là où vous êtes dans la vie, comme si vous avez récemment eu un bébé ou si vous êtes en période de péri ménopause, ce qui peut commencer dès la trentaine.

Mais si le problème dure plus de quelques mois, c'est une bonne idée de voir votre médecin pour écarter des problèmes physiques tels qu'un faible taux d'œstrogènes ou d'hypothyroïdie. Assurez-vous de mentionner tous les médicaments que vous prenez, car de nombreux médicaments d'ordonnance (en particulier les antidépresseurs) et les suppléments sont accompagnés d'une diminution de la libido comme effet secondaire.

Si tout se passe normalement, parlez à un sexologue. Votre lecteur inexistant peut simplement être le résultat d'une relation à long terme: La première poussée de désir a diminué, et maintenant votre désir peut être plus réactif et ne pas entrer en jeu avant de commencer les préliminaires avec votre partenaire.

Décharge pendant les rapports sexuels

50 Q.   Quelle est la fréquence de sortie normale pendant les rapports sexuels?

R.   La lubrification vaginale et les sécrétions sont une partie tout à fait normale et nécessaire du sexe, et chaque femme est différente. "Certaines femmes ont beaucoup de sécrétions pendant les rapports sexuels, et certaines en ont plus lorsqu'elles sont très excitées pendant les préliminaires ou quand elles ont un orgasme, certaines femmes éjaculent même". Tant que vous vous sentez bien, oubliez-le afin que vous puissiez vous concentrer sur la façon dont le sexe se sent bien. Si vous vous souciez vraiment, vous pouvez toujours déposer une serviette pour protéger vos draps.

Éjaculation féminine

51 Q.   Donc, il y a vraiment une telle chose comme l'éjaculation féminine?

R.   Les hommes ne sont pas les seuls à pouvoir éjaculer. Certaines femmes giclent aussi à la suite de la stimulation du point G. "Le fluide est le plus proche du liquide prostatique chez les hommes. Elle s'accumule dans les glandes de la glène et s'échappe par l'urètre pendant l'orgasme », explique-t-elle. Même si toutes les femmes ne l'éprouvent pas, la plupart des femmes peuvent apprendre à éjaculer si elles sont confiantes et à l'aise avec l'expérimentation. Raison d'essayer de le forcer, surtout si cela vous distrait de profiter du moment.

Sexe pendant la grossesse

52 Q.   Puis-je avoir des rapports sexuels en toute sécurité pendant ma grossesse?

R.   Tant que vous n'avez pas de complication médicale comme un placenta prævia, une incompétence cervicale ou des saignements vaginaux inexpliqués, il est tout à fait acceptable d'y aller de la manière la plus agréable pour vous et votre partenaire.

Alors que la plupart des femmes sont à l'aise dans une variété de positions pour les deux premiers trimestres, par le tiers, vous devrez peut-être être stratégique. La majorité des femmes trouvent que se coucher de leur côté est plus facile, mais essayez une variété de positions et utilisez des oreillers pour trouver ce qui fonctionne le mieux pour vous et votre homme. Faites attention de ne pas vous allonger sur le dos, car cela peut causer des étourdissements et des nausées chez certaines femmes enceintes - pas vraiment ce sentiment d'amour!

Bosse douloureuse dans le vagin

53 Q. Quand devrais-je m'inquiéter d'une bosse douloureuse en bas?

R. «Une bosse douloureuse dans la région vaginale est probablement un bouton ou des poils incarnés», explique Hill. Les deux ne sont pas dangereux et se résolvent souvent d'eux-mêmes. Consultez votre médecin pour un examen si la bosse persiste pendant plus de quelques jours ou si vous ne comprenez pas ce que c'est, car cela pourrait aussi être un kyste de Bartholin, de l'herpès ou des verrues génitales.

Grossesse après le sexe

54 Q.   Y a-t-il moins de risque de grossesse si j'ai des rapports sexuels dans les quelques jours qui suivent la fin de ma période?

R.   Les jours juste avant et avant votre période sont les moins fertiles, donc si vous avez des cycles menstruels réguliers, alors vous pouvez utiliser la méthode du rythme pour éviter la grossesse, vous pouvez également utiliser une application de suivi d'époque pour ne pas deviner l'équation. Bien sûr, comme pour toute méthode de contrôle des naissances, il existe toujours un risque de grossesse avec la planification familiale naturelle, surtout si vous n'êtes pas à même de conserver des registres précis ou d'avoir des cycles très variables.

Douleur dans les mamelons

55 Q.   Pourquoi mes mamelons sont-ils si tendres tout le temps?

R.   Grâce aux milliers de terminaisons nerveuses des mamelons, il est tout à fait normal qu'ils soient sensibles tout au long de votre cycle, bien que pour beaucoup de femmes, ils soient plus sensibles juste avant votre cycle menstruel en raison de forte baisse de progestérone.

Si cette sensibilité est un nouveau développement, vous voudrez peut-être courir à la pharmacie pour un test de grossesse, car il pourrait être un signe précoce d'un bébé à bord. De même, en raison du changement des hormones, le nouveau contrôle des naissances et la ménopause peuvent également causer.

Odeur corporelle, Devrais-je être inquiet?

56 Q.   Mon gars dit que je sens "drôle". Devrais-je m'inquiéter?

R.   Nous sentons tous différemment. «Tout ce que nous consommons - nourriture, boissons, médicaments, drogues, alcool - change nos sécrétions vaginales et le sperme des hommes». Si vous êtes gêné par votre odeur, essayez de boire plus d'eau, de manger plus de fruits et légumes (autres que les légumes crucifères, car leurs composés soufrés peuvent vous donner cette odeur d'œuf pourri), et de réduire l'alcool car il peut augmenter la transpiration dans votre entrejambe. Et cesser de fumer; l'odeur imprègne tout et nous entendons tout.

Toutefois, si votre odeur varie soudainement beaucoup de votre niveau normal sans raison apparente, vient avec beaucoup de décharge, ou devient «poisson», voir votre médecin, car tous ces signes sont des signes d'infection. Un coupable possible: votre méthode de contrôle des naissances. «Les DIU hormonaux et non hormonaux présentent un risque accru de vaginose bactérienne, caractérisée par une odeur de poisson.» Si vous êtes sujet à l'infection mais ne voulez pas passer à un autre contrôle des naissances, manger sainement et bien. régime arrondi et complétant avec un pro biotique peut aider.

Curiosité des enfants sur leur corps

57 Q. Quand est-ce que les enfants commencent à devenir curieux de leurs corps?

R.   Dès l'enfance, les enfants sont intéressés à apprendre sur leur propre corps. Ils remarquent les différences entre garçons et filles et sont naturellement curieux.

Les tout-petits vont souvent toucher leurs propres organes génitaux quand ils sont nus, comme dans la baignoire ou en couches. À ce stade de développement, ils n'ont aucune modestie. Selon l'American Academy of Pediatrics (AAP), de tels comportements sont des signes de curiosité normale, et non d'activités sexuelles, et ils ne devraient pas être réprimandés ou punis.

Alors, que devez-vous faire lorsque votre tout-petit commence à se toucher? Chaque famille abordera cela à sa manière, en fonction de ses valeurs, de son niveau de confort et de son style. Mais gardez à l'esprit que votre réaction à la curiosité de votre enfant indiquera si ces actions sont «acceptables» ou «honteuses». Les tout-petits qui sont grondés et qui se sentent mal à propos de leur curiosité naturelle peuvent se concentrer davantage sur leurs parties intimes ou ressentir de la honte.

Certains parents choisissent d'ignorer d'eux-mêmes ou de rediriger l'attention d'un enfant vers autre chose. D'autres voudront peut-être reconnaître que, bien qu'ils sachent que cela fait du bien d'explorer, c'est une question privée et non acceptable en public.

Surnoms pour les parties intimes

58 Q.   Est-il acceptable d'utiliser des surnoms pour des parties intimes?

R.   Au moment où un enfant a 3 ans, les parents peuvent choisir d'utiliser les bons mots anatomiques. Ils peuvent sembler médicaux, mais il n'y a aucune raison pour laquelle l'étiquette appropriée ne devrait pas être utilisée quand l'enfant est capable de le dire. Ces mots - le pénis, le vagin, etc. - devraient être énoncés de façon factuelle, sans aucune sottise implicite. De cette façon, l'enfant apprend à les utiliser de manière directe, sans gêne. En fait, c'est ce que font la plupart des parents. Un sondage Gallup a montré que 67% des parents utilisent des noms réels pour désigner les parties du corps masculines et féminines.

D'où viennent les bébés?

59 Q.   Que dites-vous à un très jeune enfant qui demande d'où viennent les bébés?

R.   Selon l'âge de l'enfant, vous pouvez dire que le bébé grandit à partir d'un œuf dans l'utérus de la maman, pointant vers votre estomac, et sort d'un endroit spécial, appelé le vagin. Il n'est pas nécessaire d'expliquer l'acte d'amour parce que les très jeunes enfants ne comprendront pas le concept.

Cependant, vous pouvez dire que quand un homme et une femme s'aiment, ils aiment être proches les uns des autres. Dites-leur que le sperme de l'homme rejoint l'ovule de la femme et que le bébé commence à grandir. La plupart des enfants de moins de 6 ans accepteront cette réponse. Des livres adaptés à l'âge sur le sujet sont également utiles. Répondez à la question d'une manière simple, et vous trouverez probablement que votre enfant est satisfait avec juste un peu d'information à la fois.

Enfants montrant des parties intimes les uns aux autres

60 Q.   Que devriez-vous faire si vous attrapez des enfants «jouant au docteur» (montrant des parties intimes les uns aux autres)?

R.   Les enfants de 3 à 6 ans sont les plus susceptibles de «jouer au docteur». Beaucoup de parents réagissent de façon excessive lorsqu'ils témoignent ou entendent parler d'un tel comportement. La réprimande sévère n'est pas la façon de gérer cela. Les parents ne devraient pas non plus avoir l'impression que cela mène ou mènera à un comportement de promiscuité. Souvent, la présence d'un parent est suffisante pour interrompre le jeu.

Vous pouvez diriger l'attention de votre enfant sur une autre activité sans faire beaucoup de bruit. Plus tard, assieds-toi avec ton enfant pour une discussion. Expliquez que bien que vous compreniez l'intérêt pour le corps de son ami, on s'attend généralement à ce que les gens gardent leur corps couvert en public. De cette façon, vous avez fixé des limites sans que votre enfant se sente coupable.

C'est aussi un âge approprié pour commencer à parler du bon et du mauvais contact. Dites aux enfants que leurs corps sont les leurs et qu'ils ont le droit à la vie privée. Personne, pas même un ami ou un membre de la famille, n'a le droit de toucher les espaces privés d'un enfant.

Cependant, les notes du PAA, une exception à cette règle est quand un parent essaie de trouver la source de douleur ou d'inconfort dans la région génitale, ou quand un médecin ou une infirmière effectue un examen physique.

Les enfants devraient savoir que si quelqu'un les touche d'une manière qui semble étrange ou mauvaise, ils devraient dire à cette personne de l'arrêter et de vous en parler. Expliquez que vous voulez savoir tout ce qui fait que vos enfants se sentent mal ou mal à l'aise.

Apprendre le sexe

61 Q.	Quand les parents devraient-ils faire asseoir des enfants pour cette très importante causerie «oiseaux et abeilles»?

R.	La «grande discussion» est une chose du passé. Apprendre sur le sexe ne devrait pas se produire dans une session tout-ou-rien. Ce devrait être davantage un processus en cours, dans lequel les enfants apprennent, au fil du temps, ce qu'ils ont besoin de savoir. Les questions doivent être résolues à mesure qu'elles surviennent afin que la curiosité naturelle des enfants soit satisfaite à mesure qu'ils mûrissent.

Si votre enfant ne pose pas de questions sur le sexe, n'ignorez pas le sujet. Lorsque votre enfant a environ 5 ans, vous pouvez commencer à introduire des livres qui abordent la sexualité à un niveau de développement approprié. Les parents ont souvent du mal à trouver les mots justes, mais beaucoup d'excellents livres sont disponibles pour aider.

Menstruation et filles

62 Q.   À quel âge les filles devraient-elles être informées de la menstruation?

R.   Les filles (et les garçons!) Devraient avoir des informations sur les menstruations vers l'âge de 8 ans. C'est un domaine qui intéresse énormément les filles. Des informations sur les périodes peuvent être fournies à l'école - et les livres d'instructions peuvent être très utiles.

Beaucoup de mamans partagent leurs expériences personnelles avec leurs filles, y compris lorsque leurs règles ont commencé et à quoi elles ressemblaient, et comment, comme beaucoup de choses, ce n'était pas si grave après un certain temps.

La nudité chez les enfants

63 Q.   À quel âge la nudité à la maison devrait-elle être restreinte?

R.   Les familles établissent leurs propres normes en matière de nudité, de modestie et de vie privée - et ces normes varient considérablement d'une famille à l'autre et dans différentes parties du monde. Bien que les valeurs de chaque famille soient différentes, la vie privée est un concept important pour tous les enfants à apprendre.

Les parents devraient expliquer les limites concernant la vie privée de la même manière que les autres règles de la maison sont expliquées - de façon factuelle - afin que les enfants ne viennent pas à associer la vie privée avec la culpabilité ou le secret. Généralement, ils apprendront des limites que vous établissez pour eux - et de vos propres comportements.

L'éducation sexuelle et l'école

64 Q.   Dans quelle mesure les parents peuvent-ils dépendre des écoles pour enseigner l'éducation sexuelle?

A.   Les parents devraient commencer le processus d'éducation sexuelle longtemps avant qu'il ne commence à l'école. L'introduction de l'éducation sexuelle formelle dans la classe varie; de nombreuses écoles commencent en cinquième ou sixième année - et certaines ne l'offrent pas du tout.

Les sujets abordés dans la classe sexuelle peuvent inclure l'anatomie, les maladies sexuellement transmissibles (MST) et la grossesse. Ce que les enseignants couvrent et quand varie considérablement d'une école à l'autre. Vous pouvez poser des questions sur le programme de votre école afin que vous puissiez l'évaluer vous-même.

Les enfants, lorsqu'ils apprennent des problèmes sexuels à l'école ou en dehors de l'école, sont susceptibles d'avoir beaucoup de questions. Le sujet peut certainement être déroutant. Les parents devraient être disposés à poursuivre le dialogue et à répondre aux questions à la maison. Cela est particulièrement vrai si vous voulez que vos enfants comprennent la sexualité dans le contexte des valeurs de votre famille.

Les changements corporels et les problèmes sexuels sont une partie importante du développement humain. Si vous avez des questions sur la façon d'en parler avec votre enfant, demandez à votre médecin des suggestions.

Parler de sexe aux étudiants

65. Q. Si je ne me sens pas à l'aise de parler de sexe à mes élèves, n'est-il pas préférable de ne rien dire?

R.   Il est assez fréquent de se sentir mal à l'aise de parler de sexe. Cependant, nous ne devrions pas laisser cela nous empêcher d'éduquer nos étudiants. Parler de faits est un moyen efficace de combattre l'appréhension.

66. Q. Je n'avais pas beaucoup d'éducation sexuelle quand j'étais jeune et cela ne m'a pas affecté. N'est-il pas préférable de laisser les enfants ramasser ce qu'ils ont besoin de savoir dans leur propre temps?

R.   Les jeunes recueillent constamment des messages sexuels, dont beaucoup ne favorisent pas une sexualité saine, y compris des messages commerciaux qui sont dans l'intérêt des annonceurs et de la désinformation de la part de leurs pairs. Éviter de parler de sexualité enseigne seulement aux jeunes à se sentir mal à l'aise face à la sexualité.

67 Q.   N'est-il pas vrai que si vous parlez de sexualité à des enfants, ils vont expérimenter?

R.   Les enfants qui sont bien informés et à l'aise lorsqu'ils parlent de sexualité sont les moins susceptibles d'avoir des relations sexuelles lorsqu'ils sont adolescents. Le manque d'information pose de plus grands risques.

68 Q. J'ai entendu dire que le fait d'enseigner aux élèves sur le sexe ne fait que les encourager à avoir des relations sexuelles. Est-ce vrai?

R.   Non. L'éducation sexuelle n'est pas étroitement centrée sur la façon d'avoir des rapports sexuels. Il comprend un accent sur les valeurs, la prise de décision, la biologie, les émotions, l'identité de genre et les sentiments sexuels. Il présente également l'abstinence, retardant le premier rapport sexuel, limitant le nombre de partenaires et le sexe à moindre risque. Une revue de la littérature de l'Organisation mondiale de la santé a conclu qu'il n'y a pas de soutien à l'affirmation selon laquelle l'éducation sexuelle encourage l'expérimentation ou l'augmentation de l'activité. Si un effet est observé, presque sans exception, il est dans ... l'initiation reportée des rapports sexuels et / ou l'utilisation efficace des contraceptifs.

69 Q.   Est-ce que l'enseignement sur le sexe à l'école le fait sortir de la maison?

R.   Des études ont trouvé le contraire est vrai. Les programmes d'éducation sexuelle se traduisent par une meilleure communication parent-enfant sur la sexualité.

70 Q.   Pourquoi les écoles ne peuvent-elles pas seulement apprendre à leurs élèves à ne pas avoir de relations sexuelles? Les écoles devraient promouvoir l'abstinence.

R.   C'est la politique d'éducation du gouvernement que toutes les écoles mettent l'accent sur abstinence. L'éducation scolaire consiste à préparer les jeunes à une vie adulte saine et épanouissante. Fournir une éducation sexuelle complète assure cela. L'éducation sexuelle complète favorise le report du premier rapport sexuel (avec un partenaire sexuel et le sexe à moindre risque considéré comme les meilleures alternatives). Les programmes scolaires qui ont été les plus efficaces pour aider les jeunes

à s'abstenir de parler de l'abstinence et de la contraception.

www.ingramcontent.com/pod-product-compliance
Lightning Source LLC
Chambersburg PA
CBHW031422250726
48656CB00002B/783